CARDÁPIOS NOTA 10

Do Autor:

Dieta Nota 10

Dr. Guilherme de Azevedo Ribeiro

CARDÁPIOS NOTA 10

Comer e emagrecer
é mais simples do que se imagina

9ª edição

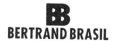

Copyright © 2010, Guilherme de Azevedo Ribeiro

Capa: Diana Cordeiro

Foto de capa: Fernando Torquatto

Cardápios elaborados com a colaboração da nutricionista
Isabela Fernandes Abreu

Editoração: DFL

Texto revisado segundo o novo
Acordo Ortográfico da Língua Portuguesa

2012
Impresso no Brasil
Printed in Brazil

CIP-Brasil. Catalogação na fonte
Sindicato Nacional dos Editores de Livros – RJ

R369c 9ª ed.	Ribeiro, Guilherme de Azevedo Cardápios nota 10: comer e emagrecer é mais simples do que se imagina/ Guilherme de Azevedo Ribeiro. – 9ª ed. – Rio de Janeiro: Bertrand Brasil, 2012. 88p. ISBN 978-85-286-1462-6 1. Emagrecimento. 2. Dietas de emagrecimento - Receitas. 3. Cardápios. 4. Hábitos alimentares. 5. Qualidade de vida I. Título.	
10-4989		CDD – 613.25 CDU – 613.24

Todos os direitos reservados pela:
EDITORA BERTRAND BRASIL LTDA.
Rua Argentina, 171 – 2º andar – São Cristóvão
20921-380 – Rio de Janeiro – RJ
Tel.: (0xx21) 2585-2070 – Fax: (0xx21) 2585-2087

Não é permitida a reprodução total ou parcial desta obra, por
quaisquer meios, sem a prévia autorização por escrito da Editora.

Atendimento e venda direta ao leitor
mdireto@record.com.br ou (0xx21) 2585-2002

SUMÁRIO

APRESENTAÇÃO
7

CONTOS DA CAROCHINHA
13

NOVOS INIMIGOS (OU AMIGOS)
17

VOCÊ É O QUANTO VOCÊ COME (E GASTA)
21

GENTE COMO A GENTE
27

RÓTULOS DE DAR NÓ
37

TODO DIA ELA FAZ TUDO SEMPRE IGUAL...
43

ESCRITO NAS ESTRELAS
47

FINALMENTE, OS CARDÁPIOS
67

PARA RELEMBRAR
83

CONCLUSÃO
87

APRESENTAÇÃO

Cardápios Nota 10 começou a ser pensado logo que meu livro de estreia, *Dieta Nota 10*, saiu "do forno", cinco anos atrás. Afinal, há sempre algo mais a ser dito, especialmente quando o assunto abrange saúde, bem-estar (no sentido mais amplo da palavra) — a começar por olhar-se no espelho e sentir-se feliz com a própria imagem — e perder peso sem sacrifícios, riscos e/ou falsos milagres, como já sabe quem leu o livro anterior ou tentou regimes mirabolantes, panaceias e remédios os mais diversos, cheios de promessas vãs que acabam sempre em dores de cabeça. Dores de cabeça reais ou metafóricas, tais como "reencontrar" os quilos perdidos — geralmente acompanhados de outros extras — e provocar desequilíbrios orgânicos danosos, para dizer o mínimo.

Abro aqui um parêntese para agradecer aos leitores atentos que me fizeram perceber que estou no caminho certo, e confirmaram minha sensação de que, realmente, ainda faltava alguma coisa. Ou, melhor dizendo, algumas coisas, das quais vamos tratar aqui. Entre elas, sugestões de cardápios para facilitar a compreensão da tabela de notas dos alimentos e ampliar seu uso da forma mais agradável e saborosa possível.

EXEMPLO DE SUCESSO

Entre os muitos e-mails e cartas recebidos relatando experiências bem-sucedidas Brasil afora, selecionei uma mensagem enviada do Paraná em 2006 por considerar que ela abrange vários aspectos da vida que podem melhorar juntamente com o peso. Quem escreve é Patricia Michelini Scherner:

"Caro Dr. Guilherme

Primeiramente gostaria de agradecer pelo lançamento de seu livro *Dieta Nota 10*. Tenho 33 anos, moro em Curitiba e estava há dois anos insatisfeita com meu peso e, consequentemente, com minha aparência e saúde. Eu me olhava no espelho e não me reconhecia mais, parecia que minha alma estava desconectada daquele corpo de 70 quilos. Eu me sentia triste e com baixa autoestima. Tinha dificuldades para resolver questões simples do cotidiano, pois estava envergonhada e tímida. Sentia-me tão incompetente por não conseguir emagrecer...

Porém, graças ao fato de ser frequentadora assídua de livrarias, por adorar ler e estudar, num belo dia me deparei com o seu livro, que de pronto me chamou a atenção, por conter na capa duas atrizes pelas quais tenho admiração.

E, dessa forma, adquiri o livro, que li em apenas três dias. Achei-o de fácil leitura, com linguagem acessível e objetiva. Além de o método ser fácil de utilizar. Após seis meses, estou 15 quilos mais magra, voltei a usar roupas de dois anos atrás, minha autoestima e confiança voltaram e estou mais corajosa para enfrentar os desafios da vida profissional e pessoal. Sendo que o maior benefício se refletiu na minha saúde: meu colesterol e meus triglicerídeos normalizaram, a dor no peito que me afligia diminuiu e a dor no joelho melhorou. O fôlego voltou ao normal, o que é indispensável para a minha profissão, que exige muita fala e apresentações em público. O único inconveniente de ter emagrecido é o ciúme do meu companheiro, que voltou com tudo, e o cerco dele está grande.

Hoje sorrio mais, meus olhos voltaram a brilhar e voltei a fazer planos para o futuro, em especial o de me casar.

Doutor, só tenho a lhe agradecer por ter lançado um livro tão bom por um preço tão acessível. Entendo que este é um trabalho de dedicação ao outro e de utilidade pública, na medida em que está auxiliando a população em geral a cuidar da saúde e da autoestima, a um custo popular (...) Obrigada mais uma vez por sua orientação."

NÃO É DIFÍCIL, VIU?

E definitivamente não é preciso chegar ao exagero daquele "spa" baratinho — o esparadrapo para fechar a boca — e passar fome. Ao contrário. Todo exagero é contraproducente e nada saudável. Basta comer menos, sem abrir mão dos seus quitutes favoritos para todo o sempre.

CONTOS DA CAROCHINHA

NÃO CUSTA LEMBRAR, AQUI, ALGUMAS REGRAS DE OURO DO *DIETA NOTA 10*

Espelho, espelho meu

Se você está esperando um milagre cair do céu, pode esquecer! Só existe uma forma de emagrecer: comer menos. Se você está se achando gordo(a), é porque está comendo mais do que precisa. Se você está se achando gordo(a) e acha que come pouco, tenho uma péssima notícia a lhe dar: você vai ter que comer menos ainda!

Respeite seus limites, ponha na cabeça que é preciso ingerir menos alimentos e movimentar-se mais, e, aos poucos, você vai se sentir mais confortável diante da própria imagem.

Mas não fantasie! Não espere encontrar, por exemplo, uma top model internacional, um Brad Pitt ou uma Angelina Jolie diante do espelho. Cada um nasce com seu código genético próprio que define altura, biotipo, enfim, um indivíduo com características únicas, pessoais. E sempre haverá uma Branca de Neve ou um príncipe encantado mais belo por aí.

Além disso, se o seu exercício diário resumiu-se até hoje a levantamento de copo ou livro, talvez a breve caminhada entre o trabalho e o restaurante mais próximo na hora do almoço, entre outros igualmente suaves, não pense em virar um atleta de uma hora para outra ou em começar a se preparar para as próximas Olimpíadas.

Nada vira abóbora à meia-noite (nem vira alface no fim de semana)

Qualquer alimento ingerido custa a mesma coisa a qualquer hora do dia. Um pão não tem mais calorias à noite do que de manhã. O mesmo vale para os doces, o arroz, o feijão... e para a pobre da abóbora que, na história, perde o encanto ao soarem as 12 badaladas do relógio.

Nada se dá por **acaso**. Ninguém engorda ou perde peso num passe de mágica. A energia que não é queimada enquanto você dorme será gasta quando seu dia tiver início. Ou seja, quando você começa a se movimentar. E não adianta fazer tudo certinho de segunda a sexta-feira e "cair de boca" aos sábados e domingos. A "recompensa" será uma só: a recuperação dos gramas perdidos ao longo da semana.

A maçã envenenada

Ninguém consegue viver só de frutas, ou só de saladas, ou só de peito de frango grelhado. Em pouco tempo, essa falta de variedade vai entalar na sua garganta como a maçã da bruxa má. E o resultado é que você voltará a comer de tudo vorazmente — e, claro, engordará tudo outra vez.

Aprenda a comer adequadamente, sem se privar das coisas que adora. É só saber dosar as quantidades. E é para facilitar essa tarefa, já explicada no meu best-seller *Dieta Nota 10*, que aqui daremos sugestões de "Cardápios Nota 10".

NOVOS INIMIGOS (OU AMIGOS)

Um dos novos inimigos de que trataremos aqui já está há uns cinco ou seis anos na praça. Os demais são um pouco mais recentes. Porém, amigos ou inimigos, você já deve ter ouvido falar de todos, mas pode não estar ligando o nome à "pessoa".

Índice Glicêmico

Você já ouviu falar dele? É o jeito que os pesquisadores encontraram para classificar os alimentos e mostrar que são absorvidos em velocidades diferentes, dependendo de sua consistência, composição e combinação com outros alimentos.

Tomemos como exemplo as frutas ao natural e os sucos feitos delas. Qualquer alimento amassado ou triturado é absorvido mais rapidamente pelo organismo do que os intactos, inteiros. Então, o suco de uma laranja tem índice glicêmico maior que a laranja, porque nele ela foi triturada e, nesse processo, perdeu os gomos e as fibras que retardam sua absorção. E quanto mais depressa o alimento é absorvido, mais rápido você volta a sentir fome. Comendo com mais frequência, você engorda mais. Simples, não?

Síndrome Metabólica

Quando você engorda, aumentam suas chances de sofrer de síndrome metabólica. Já ouviu falar dela? Talvez não com esse nome que, na verdade, designa um conjunto de doenças que costumam aparecer depois dos 40 anos. A síndrome metabólica engloba a obesidade, a hipertensão arterial (ou pressão alta), o diabetes e o aumento de gorduras no sangue (colesterol e triglicerídeos). É uma síndrome grave — e a melhor maneira de evitá-la é perdendo peso.

Rimonabanto

Também conhecido como Acomplia, o Rimonabanto é um medicamento que surgiu no mercado há uns cinco anos e ganhou fama como "pílula antibarriga". Trata-se de um redutor de apetite. Na verdade, tratava-se, pois enquanto este livro ia sendo elaborado, ele foi retirado do mercado.

Pois é. Como toda fórmula mágica, o Rimonabanto tinha um efeito colateral danoso: provocar depressão em boa parte dos seus usuários. Portanto, esqueça! E não apenas esse falso milagre, como qualquer outro..

VOCÊ É O QUANTO VOCÊ COME (E GASTA)

No fim da história, a resposta para emagrecer com saúde é uma só: não é o tipo de comida que você ingere que engorda, mas sim a quantidade ingerida. Quantos bombons você comeu hoje: 5 ou 50? A grande diferença é essa aí!

Está comprovado cientificamente: o gordo que só come legumes morre antes do que o magro que come bacon. Apenas por ser gordo, entendeu?

Mas, atenção: isso não significa que você deva sair por aí comendo bacon desenfreadamente! Afinal, o bacon contém muita gordura, e os legumes são muito mais saudáveis. Estamos falando de quantidades, ok?

A FANTÁSTICA FÁBRICA DE CHOCOLATE

Cabe esclarecer aqui que não sou dono de nenhuma fábrica de chocolate — ou de cerveja, de vinho ou petiscos em geral. Também não tenho qualquer interesse comercial ou financeiro para enaltecer este ou aquele alimento.

O que acontece é que muita gente não entende quando explico meu método de reeducação alimentar e acha que estou incentivando as pessoas a comerem bombons e brigadeiros ou que não me importo se certas comidas são boas ou más para o organismo.

É claro que existem alimentos mais e outros menos saudáveis. É claro que as gorduras trans (ou hidrogenadas, saturadas) e certos tipos de açúcar de absorção muito rápida podem, a longo ou médio prazo, causar problemas à sua saúde se forem ingeridos em excesso (veja bem: EM EXCESSO). A diferença fundamental é o ponto de vista que eu defendo: QUALQUER COISA, EM EXCESSO, FAZ MAL.

Quem está dentro do peso ideal, pratica exercícios regularmente e costuma se alimentar de forma balanceada não precisa se privar de um brigadeiro ou de um bombom. E essa pessoa, obviamente, vai viver mais e melhor do que aquela que faz o sacrifício de nem sequer olhar para um chocolate, mas leva uma vida sedentária e está acima do peso porque está comendo errado, ou seja, em excesso, ainda que dê preferência a frutas, grãos, legumes, verduras e...

CASAMENTO PERFEITO

No meu livro anterior, falei sobre atividade física, mas acho que seus benefícios não ficaram muito claros. Então, volto ao assunto aqui.

Qualquer atividade física é saudável e deve ser praticada por quem quer melhorar a forma, o corpo, a saúde. Sozinha, entretanto, ela não emagrece ninguém. E, como tudo na vida, deve também ser bem orientada, para evitar qualquer tipo de lesão (por exemplo, se você está muito acima do peso, pular corda pode prejudicar as articulações dos joelhos e tornozelos. Já caminhar não faz mal a ninguém...).

VAMOS FALAR DE NÚMEROS

Só para viver — respirar, mover-se, digerir alimentos, manter o coração batendo, piscar os olhos, essas coisas que a gente nem pensa enquanto faz "por conta própria" — o ser humano gasta, em média, 1.500 calorias por dia. Oito horas de trabalho, por exemplo, queimam 900 calorias, enquanto oito horas de sono queimam 480 — é isso mesmo, até dormindo seu corpo continua trabalhando e consumindo energia.

Meia hora no trânsito pode consumir 54 calorias, mas o mesmo tempo gasto num shopping queima 120. Conversar é bom, não é? Pois você vai achar melhor ainda ao saber que uma hora e meia de bate-papo pode queimar 180 calorias. E até na hora de pôr caloria para dentro você pode começar a queimá-las: mastigar uma refeição como o almoço ou jantar consome em média 84 calorias. O problema é que só isso não emagrece – ou seríamos um planeta habitado apenas por gente magra. Para perder peso, o jeito é comer menos ou gastar mais calorias. Portanto, voltemos aos números.

O QUE PESA MAIS (OU MENOS) NUMA BALANÇA?

— uma hora de caminhada diária queima, aproximadamente, 300 calorias;
— uma dieta de 1.000 calorias faz você queimar, aproximadamente, 600 calorias diárias de sua reserva de gordura;
— para perder 1 quilo, é necessário queimar, aproximadamente, 7.000 calorias das suas reservas de gordura.

Agora, vamos às contas:
— caminhada três vezes por semana = 300 calorias x 3 = 900 calorias por semana
— 900 calorias x 8 semanas = 7.200 calorias = 1 quilo a cada 2 meses
— dieta das 1.000 calorias por dia = 600 calorias x 7 = 4.200 calorias por semana (1.000 calorias por dia = 600 calorias?)
— 4.200 calorias x 8 semanas = 34.400 calorias = 5 quilos a cada 2 meses

Portanto, comer menos emagrece cinco vezes mais do que a atividade física pura e simples. Entendeu a matemática?

Então, que tal combinarmos uma coisa? Para emagrecer, ficar mais bonito(a) e mais saudável, vamos fazer as duas coisas. A união faz a força, e dieta + atividade física é a combinação perfeita!

O CÉU É O LIMITE?

Mais uma vez, trata-se de conhecer (e dosar) os alimentos, pois, não custa repetir, você é o que você come.

Não se iluda: não apenas o que é bom engorda. Todos os alimentos engordam.

Bem, quase todos. Café, chá, mate e limonada — sem açúcar, é claro — não engordam. Mas ninguém passa o dia à base de chazinho, não é? (pelo menos ninguém que queira sobreviver). Folhas — alface, rúcula, agrião, espinafre e tantas outras — também são inofensivas, assim como pimenta, mostarda, vinagre, alho, cebola e limão. Mas quantos dias você acha que alguém consegue aguentar comendo só salada verde condimentada?

Então a solução é... cair na real!

OS BRUTOS TAMBÉM AMAM... E OS DIETS TAMBÉM ENGORDAM!

Pois é, não se iluda com os rótulos "DIET" e "LIGHT" nas embalagens de chocolates, doces, geleias e iogurtes, entre tantas guloseimas. Eles podem não conter açúcar e ser perfeitos para diabéticos, por exemplo, mas engordam quase o mesmo que os produtos similares comuns.

Mais uma vez, o problema é a quantidade ingerida. Se você come dois iogurtes diet, saiba que eles valem o mesmo que um iogurte normal.

Os únicos dietéticos que não custam nada na sua tabela diária de notas são as balas, os chicletes e os refrigerantes.

GENTE COMO A GENTE

SE ELES PODEM, VOCÊ TAMBÉM PODE

No primeiro livro, convidei duas atrizes muito conhecidas para contar um pouco de suas experiências com meu método Dieta Nota 10. Depois, ocorreu-me a ideia de que os caros leitores poderiam ficar pensando coisas como "Ah, para elas é mais fácil. Afinal, vão viver um personagem assim e assado, têm a obrigação de emagrecer para o papel..." Mas não é obrigação o nome desse estímulo. Trata-se, isso sim, de uma forte motivação pessoal. Para reforçar esse pensamento, resolvi então ouvir outras pessoas que também decidiram enfrentar o desafio de emagrecer por motivações pessoais, não por "obrigação", para fazer um trabalho ou por conveniência de um compromisso profissional.

Leia a seguir uma dessas histórias, de gente "comum" com quem se pode cruzar na rua a qualquer hora, e comprove: se você estiver disposto a emagrecer e a encarar com força de vontade e disciplina as mudanças necessárias para isso, você chega lá. Ele conseguiu.

Rodrigo Carneiro chega ao meu consultório, de terno e gravata, depois de um dia de trabalho. É advogado. Um homem grande e tímido, muito calmo no falar. Conta pausadamente que num determinado momento da vida começou a engordar e não conseguiu mais parar. Tentou dietas comuns para emagrecer, as que todo mundo tenta, tomou medicamentos com orientação profissional: mudava de tratamento, emagrecia um pouco, engordava de novo. Chegou a pensar em fazer cirurgia bariátrica (redução de estômago) para dar uma solução definitiva à questão do excesso de peso. Uma alternativa que tende a se popularizar, apesar dos altos riscos.

Ele veio me procurar através da recomendação de um amigo. Para Rodrigo, o grande diferencial entre a Dieta Nota 10 e as outras dietas é a liberdade na escolha dos alimentos. Não se sentir em dieta foi fundamental para o sucesso da proposta de ter uma nova relação com a comida.

Sem perceber, ele foi, aos poucos, fazendo escolhas mais saudáveis, mais leves. Começou a sentir que seu paladar foi mudando e naturalmente passou a escolher o que comer guiado pelo bem-estar. Sem precisar fazer contas mirabolantes, sem precisar levar balança para a mesa ou preparar sua comida separada da de sua família. E sem nunca ter que abrir mão de tomar o vinho tinto que acompanha seu jantar, diariamente.

Rodrigo almoça todos os dias em restaurantes. Em geral come salmão, vegetais variados, grãos. Além de se preocupar em seguir a dieta, ele agora se preocupa também em escolher uma comida mais saudável. Mas faz questão de frisar que nada foi de uma hora para a outra, a mudança se deu aos poucos, devagarzinho, sem que ele tivesse que parar de comer o que gostava ou estava acostumado a comer. Ele mesmo fala: "Você pode almoçar com um cliente, pode ir ao almoço de domingo, a um batizado."

A rotina de alimentação da família de Rodrigo também não mudou em nada, porque a comida dele não precisa ser preparada de forma diferente. Ele foi mudando as quantidades e a qualidade do que comia, naturalmente. Aos poucos, foi se acostumando a trocar o leite integral pelo desnatado. Hoje, acha o leite integral muito gorduroso. Mudou o paladar. E os excessos, será que ele não os comete mais? Comete, sim. Se por acaso extrapolar num fim de semana e sair completamente do planejamento, no dia seguinte começa a dieta do zero. Sempre esquece o dia anterior; "Não é porque comi 1.200 notas na véspera que vou comer só 200 no dia seguinte. Eu começo do zero...". Sábia lição a do Rodrigo, que sabe que, na dieta e na vida, não há nada como um dia após o outro. Lentamente, ele mudou de vida e de hábitos, conseguindo eliminar, em um ano, 57kg, que mantém até hoje. Recentemente, correu a Maratona de Paris — a maior prova de que está em forma e que a sua saúde vai muito bem, obrigado.

ROTINA

Café da manhã:
1 xícara de leite desnatado
2 colheres de sopa de granola, Nesfit ou cereal integral
café puro
exercício

Lanche:
1 barra de cereal ou um punhado de nozes, castanhas, castanhas-do-pará (o que couber na palma da mão)

Almoço:
1 porção de salmão, cherne ou linguado
4 colheres de sopa de legumes
8 colheres de sopa de macarrão integral
café puro

Lanche:
1 barra de cereal, ou um punhado de nozes, ou um iogurte

Jantar:
1 taça de vinho tinto
1 sanduíche de pão integral com queijo, tomate, alface e peito de peru
1 shake: duas frutas com um copo de leite ou iogurte, um pouco de farinha de linhaça, um pouco de aveia e gelo

Ceia:
às vezes um quadradinho de chocolate com 70% de cacau

Fim de semana:
se for jantar fora, um shake no almoço (ou vice-versa)

AGORA, OS FAMOSOS

Fátima Bernardes

A jornalista Fátima Bernardes entra esbaforida no consultório, entre um compromisso e outro. Pede para assistir à TV da sala de espera para saber se aconteceu algo de importante no mundo enquanto ela estava a caminho. Ligadíssima no noticiário, vai contando sobre a noite maldormida cuidando de um dos filhos. Impecável como na telinha, Fátima conta que, quando era bailarina, perseguia a magreza a qualquer custo, com dietas de todos os tipos: das sopas, da proteína, dos sucos, do abacaxi. Qualquer coisa valia para manter o corpo de sílfide aos 20 anos. Quando parou de dançar, passou de oito horas de malhação diárias para uma horinha, três vezes na semana. Começou a trabalhar no centro do Rio de Janeiro e a almoçar em restaurantes que servem arroz, batata frita e farofa como acompanhamento de tudo. Passaram-se quase dois anos para que seu corpo se adaptasse à nova realidade.

Quando chegou ao meu consultório, Fátima estava com aqueles famosos "dois quilos a mais", depois da gravidez dos trigêmeos. Embora sempre tenha tido a preocupação de buscar uma alimentação correta, foi aprendendo com a Dieta Nota 10 a otimizar o cardápio e a incluir o que gosta de comer equilibradamente. Em casa mudou, aos poucos, a forma de servir os alimentos. Os legumes e as verduras da salada, serve separadamente, para que seja mais fácil contar as notas da dieta. Em vez de misturar muitos ingredientes, ela conta que prepara um saladão de tomate e cebola e come bastante. Se a salada é de rúcula, come muita rúcula. E assim vai contando as notas facilmente.

Fátima aproveitou também para usar mais os alimentos de que sempre gostou e que, no entanto, usava pouco, como a berinjela ao forno e a conserva de berinjela, que fica prontinha na geladeira para ser usada na salada, no sanduíche, na entrada. E o purê de abóbora, que tem zero nota! Ela conta de forma divertida que o marido, o jornalista William Bonner, descobriu que o purê de abóbora pode substituir, com vantagem, o purê de batata, que tem nota altíssima. E assim passou a amar abóbora!

Na família de Fátima, a dieta também ajudou a criançada a comer melhor. Eles adoram brócolis, coisa que criança, em geral, não gosta. Aprenderam também a tirar a "capa de gordura" de alguns alimentos. Frituras à milanesa e à doré foram substituídas por outras formas de preparar os alimentos. O filé à parmegiana vai ao forno com molho de tomate e mussarela, mas sem a casquinha da fritura. A couve-flor que era à doré virou uma deliciosa couve-flor ao forno com mostarda, cebola e orégano. Pelo perfume que se espalha pela casa, as crianças apelidaram o prato de "couve-flor de pizza".

Fátima é fã de arroz com feijão e não gosta de ficar muito tempo sem comer, por isso tem que incluir a possibilidade de lanchinhos na sua dieta. Também não abre mão do pãozinho sem miolo no café da manhã. William era sedentário e não queria saber de malhação. Com o tempo, aprendeu a comer melhor e atualmente corre 10km diariamente. Está hiperbem-disposto e saudável, e não quer saber de outra vida.

Para o casal, que no começo não hesitava em consultar a tabela das notas, parte integrante de meu livro *Dieta Nota 10*, em pleno restaurante, de cardápio na mão, a dieta permite uma vida normal, com viagens, festas, o dia a dia em família. Já tiveram fases de planejarem juntos o almoço para poderem comer pizza e tomar vinho no jantar. E continuaram a emagrecer. É possível conciliar tudo. E é possível, sim, perder os tais dois quilos que todas as mulheres têm a mais!

O segredo? Quando se sente muito "sem-vergonha", marca logo uma consulta. Três quilos a mais são o suficiente para soar o alarme e Fátima correr para o consultório. Há nove anos ela mantém essa rotina e, mesmo tendo as notas todas na cabeça, quando tem alguma dúvida, liga para perguntar.

Carolina Dieckman

A atriz Carolina Dieckman é considerada uma das mais belas atrizes da TV brasileira. Alguns meses depois de dar à luz seu segundo filho, Carolina estava novamente linda, e foi capa da edição de outubro de 2008 da revista *Boa Forma*. Veja a matéria (adaptada):

Na gravidez, Carolina aproveitou o momento longe dos holofotes para comer o que tinha vontade. Devorava tudo o que passava pela frente. "Enjoei muito. Fiquei desanimada e mal-humorada. E a comida era a parte boa. Além disso, não faz sentido pensar em dieta nesta fase", conta. Durante a amamentação, continuou com o mesmo apetite. "Comia um pote de canjica dia sim, dia não. E cerveja preta todos os dias. Eu queria ter leite." Apesar da fase de exageros, perdeu nove quilos no parto (bebê, placenta e líquidos) e 11 nos 40 dias seguintes. Sobraram 9,5 quilos, "Continuei cheinha por um bom tempo".

Mas, sete meses depois, quando parou de amamentar, estipulou o prazo de dois meses para recuperar os antigos 50 quilos, peso que considera ideal para os seus 1,60m. Por que a pressa? "Não via a hora de entrar de novo no jeans 36." Também precisava ficar pronta para encarar a surfista Susana de *Três Irmãs*, novela da Globo. E conseguiu. Apareceu gatíssima na praia logo nos primeiros capítulos.

Dieta com chocolate

A primeira providência foi procurar o endocrinologista Guilherme de Azevedo Ribeiro, criador da Dieta Nota 10 (ou Dieta das Notas) — a mesma que ajudou Carolina a perder 10 quilos para fazer a Camila de *Laços de Família* (2000), que sofria de leucemia. E também para interpretar Márcia, uma roqueira lésbica do longa *Onde Andará Dulce Veiga?*

(2005), seu primeiro trabalho no cinema. "É uma dieta que tem uma proposta que acredito: emagrecer comendo tudo o que a gente gosta, desde que não ultrapasse, no meu caso, as 500 notas diárias (o equivalente a 1.000 calorias)." A atriz confessa que passou fome: "Sei que é errado. Mas, várias vezes, extrapolei no chocolate, que amo. Daí sobravam poucas notas para as outras refeições." Mesmo assim, funcionou: secou cinco quilos e meio em um mês e os restantes na sequência. Agora, no peso certo, ela tem direito a mais notas, cerca de 700. Mas continua compensando o valor da pizza e do hambúrguer — outras duas paixões — para não voltar a engordar. "Quando chego ao Projac (centro de produções da Globo) e sinto o cheirinho de hambúrguer, não aguento. Peço para trazerem um pra mim." Para compensar, come coisas mais leves no jantar. O marido, que é muito saudável, dá uma força. "À noite, é ele quem manda no cardápio. Por isso têm muita verdura e muito legume no forno." Fruta? "Como apenas manga, banana, abacate e melancia. E só tomo suco de laranja-lima."

Cardápio: um dia com aproximadamente 500 notas

Café da manhã (80 notas):
1 iogurte de frutas diet ($\times\times\times$ 30 notas)
4 fatias de peito de peru ($\times\times\times\times$ 50 notas)

Almoço (130 notas):
1 filé médio de frango ($\times\times\times\times$ 50 notas)
2 colheres de sopa de arroz ($\times\times\times\times$ 35 notas)
2 colheres de sopa de feijão ($\times\times\times\times\times$ 35 notas)
couve-flor e brócolis no vapor ($\times\times\times\times\times\times$ à vontade)
3 colheres de sopa de cenoura ($\times\times\times\times\times$ 10 notas)

Lanche (50 notas):

1 quiche pequena de legumes (✗ ✗ ✗ 50 notas)

chá diet (✗ ✗ ✗ ✗ ✗ ✗ à vontade)

Jantar (200 notas):

2 batatas médias cozidas (✗ ✗ ✗ 70 notas)

4 colheres de sopa de atum (✗ ✗ ✗ ✗ ✗ 100 notas)

salada de agrião com tomate (✗ ✗ ✗ ✗ ✗ ✗ à vontade)

4 colheres de sopa de palmito (✗ ✗ ✗ ✗ ✗ 15 notas)

4 colheres de sopa de vagem cozida (✗ ✗ ✗ ✗ ✗ ✗ 15 notas)

Ceia (50 notas).

1 taça de sorvete diet (✗ ✗ ✗ 40 notas)

3 damascos secos (✗ ✗ ✗ ✗ 10 notas)

RÓTULOS DE DAR NÓ

DONA GILDA VAI ÀS COMPRAS

Dona Gilda Ribeiro tem 86 anos e a sabedoria própria da idade. Com 1,69m e 52kg, pressão arterial 11x7 (PA 110x70) e ótimos resultados nos exames laboratoriais — glicose (glicemia), 72; colesterol total, 150; HDL (colesterol bom), 65; LDL (colesterol ruim), 75; VLDL (também colesterol ruim), 10; ácido úrico, 3,5 —, é independente, esperta e inteligente. Caminha seis quilômetros todos os dias e vai ao supermercado uma vez por semana para abastecer sua despensa e geladeira.

Saudável, não? Sem dúvida.

Ultimamente, porém, vários de seus amigos e parentes têm aconselhado Dona Gilda a ser mais cuidadosa na hora de fazer suas compras semanais. "Preste atenção nos rótulos", alertam eles. "Há um monte de coisas perigosas para a saúde nos produtos vendidos por aí."

Meio a contragosto, achando aquilo tudo, no fundo, uma tolice — "afinal, cheguei até aqui sem dar bola para isso" —, Dona Gilda resolveu que tentaria ser mais atenta na próxima ida ao mercado.

Pois chega o dia das compras e lá vai ela, óculos a postos, olha daqui, olha dali e segue para as gôndolas de produtos industrializados. O que levar? A cada embalagem examinada de perto, os olhos da Dona Gilda se apertam e se arregalam, a testa franze, os lábios se contorcem... Sem glúten, sem lactose, sem colesterol, sem gordura trans, sem gordura saturada, sem carboidratos... "Hummm... isso deve ser bom..." Prebiótico, probiótico, transgênico, termogênico... "O que é isso, meu Deus?" Integral, orgânico... "Quer dizer que eu comi comida inorgânica a vida toda?!?" Com betacarotenos, cálcio, ferro e antioxidantes... "Ah, vai ver que é pro ferro não oxidar e dar ferrugem lá dentro", pensa Dona Gilda com ironia, rindo da própria piada. "Toda essa informação confusa e ainda tem os diets e lights. Qual é mesmo o que contém menos disso e daquilo e o que não contém isso e aquilo? Tem produto aqui com informação mais enrolada do que bula de remédio... Tô perdida!"

Mas Dona Gilda não é boba. Desiste da tarefa inglória e, com determinação e sem lamentar o precioso tempo perdido, empurra seu carrinho e o abastece na seção de frutas, verduras e legumes, com as coisas que aprecia, inclusive tubérculos como batata e aipim – "Dizem que engorda, mas, e daí? Eu não como muito, mesmo." Mais adiante escolhe cereais, examina o peixe, o frango e a carne bovina, leva um pouco de cada, e volta aos industrializados sem medo, para pegar a massa e os biscoitinhos que tem o costume de comprar, sem se importar com composições mirabolantes: apenas as marcas de sempre, nada mais com que se preocupar. "Não dizem que em time que está ganhando não se mexe?", diz a si mesma, decidida.

E lá vai ela rumo ao caixa, para casa, feliz da vida, saudável como sempre foi e sempre será.

VARIAÇÕES SOBRE O MESMO TEMA

Converse com seu médico de confiança antes de enlouquecer diante do excesso de informação que um rótulo pode conter. Se for necessário, ele o encaminhará a um nutrólogo ou nutricionista para esclarecimentos mais detalhados sobre o que você deve comer e o que deve evitar. Eles estudam para isso.

Se ainda achar necessário, leia e estude um pouco – ou muito, se quiser – sobre os alimentos e descobrirá que tudo, ou quase tudo, que está presente nas comidas industrializadas e etiquetadas com a lista de seus ingredientes é encontrado também nos produtos frescos e sem rótulos, ainda que estes sejam mais saudáveis em sua esmagadora maioria.

Por essa lógica, fica fácil deduzir que a maior parte dos alimentos saudáveis não precisa de rótulo.

E pode ter certeza também de uma coisa: se alguma fábrica de alimentos industrializados estiver tentando matar você, nós, profissionais da saúde, vamos descobrir e denunciar.

Siga o exemplo da esperta e sábia senhora, que pretende passar dos 90 gozando de boa saúde e sem abrir mão das comidinhas saborosas que sempre degustou com prazer. Quem disse que para perder peso é preciso ser infeliz e sofrer? Coma de tudo um pouco e varie muito. Este é o nosso conselho, com votos de sucesso total na empreitada.

Um grande abraço meu e de Dona Gilda.

TODO DIA ELA FAZ TUDO SEMPRE IGUAL...

Uma das vantagens da Dieta Nota 10 é que com ela você não precisa se privar de seus alimentos favoritos e não tem que comer apenas frango grelhado e alface dia sim, outro também.

Fugir da rotina é bom, e uma dieta rotineira acaba cansando — e, quando você se cansa dela, volta a comer, sem controle, as guloseimas antes proibidas.

Isso quer dizer que na Dieta Nota 10 você pode comer de tudo? Há alimentos considerados bons ou ruins quando se trata de emagrecer e ficar saudável?

Para começar, o conceito do que é "bom" ou "ruim" é relativo. Em tudo deve haver equilíbrio e, portanto, há coisas que devemos comer menos, e outras que devemos ingerir mais.

Para obter uma alimentação equilibrada, criei um sistema simples, que premia com estrelas cada item da lista de ingredientes das refeições. Se você se propõe a fazer a Dieta Nota 10, antes de comer deve dar uma olhada nessa lista — pelo menos até se habituar a ela.

Atenção a um detalhe importante: a lista não é uma classificação oficial dos alimentos. É apenas um indicador que deve ser levado em consideração exatamente para eliminar a confusão que muitas tabelas pouco esclarecedoras criam em torno do que é "bom" ou "ruim". E há um monte de tabelas circulando por aí, algumas tão loucas ou enroladas que fica difícil imaginar alguém guardando tanta informação truncada na cabeça.

MANTER SEMPRE, RECUPERAR JAMAIS

Na lista que elaborei, os alimentos estão classificados como hotéis: quanto mais estrelas têm, melhores eles são.

Ou seja, você pode — e deve — comer de tudo. Variar faz bem e evita o já comentado risco da rotina, que faz muita gente decidida e determinada jogar a dieta para o alto e recuperar os quilos a mais que já havia perdido. Mas, guiando-se pelas estrelas, você pode se informar com facilidade sobre o que é mais saudável e deve ser preferido na hora da refeição.

Com o sistema de notas — que correspondem à metade das calorias: 1 nota = 2 calorias — e estrelas, você perde peso, aprende sem dificuldade quanto vale o que come e sabe se está fazendo as melhores escolhas. O resultado é que, com o tempo, fica mais fácil também manter a forma, sem medo de "achar de novo" aqueles quilos perdidos.

Pense nas coisas que você gosta de comer, aquelas sem as quais você acha que não consegue viver. Depois, veja quantas notas valem esses alimentos e quantas estrelas eles têm. Guarde essas informações e procure dar preferência aos mais saudáveis e diminuir a quantidade dos menos saudáveis. Lembra-se do índice glicêmico de que tratamos lá no início? Tenha ele em mente!

Antes, porém, cheque se há algum problema no seu metabolismo ou no da sua família. Se houver algo — como diabetes, índices elevados de colesterol ou ácido úrico, doenças do fígado ou dos rins —, procure seu médico para saber os alimentos específicos que devem ser evitados.

Você também pode estar gordo(a) e anêmico(a) — ou você pensa que só quem é magro tem anemia? Por isso, consulte sempre um especialista antes de tomar qualquer decisão e, especialmente, antes de tomar qualquer medicamento.

ESCRITO NAS ESTRELAS

Esqueça astrologia, quebrantos, simpatias, Dieta da Lua e que tais. O que vamos fazer aqui é a cotação dos alimentos, dando-lhes estrelas a partir do grau de excelência mais alto, isto é, começando dos mais saudáveis até chegar aos menos recomendáveis. À medida que as estrelas vão caindo, eles também devem ir saindo do seu cardápio semanal na mesma proporção.

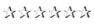
Seis estrelas

São aqueles que você pode comer todos os dias. Estão no topo da lista as verduras, os legumes e as frutas, que têm poucas calorias, muitas vitaminas e muitos minerais, e, ao mesmo tempo, carboidrato e proteína, ou gordura boa, em quantidades equilibradas e reduzidas. Naturais, os seis estrelas estão livres de gorduras trans, conservantes, corantes e outros aditivos encontrados em produtos industrializados.

Cuidado, porém, com a velocidade de aproveitamento de alguns deles. Lembre-se do que falamos no item Índice Glicêmico: quando triturados, os alimentos são absorvidos mais rapidamente pelo organismo e você sentirá fome mais rapidamente também.

★★★★★
Cinco estrelas

Incluem-se aí os grãos e farináceos, ricos em fibras — ajudam o trabalho do seu aparelho gastrointestinal, facilitando a digestão; mas são médios em se tratando tanto do que é "ruim", as calorias, quanto do que é "bom", as vitaminas e minerais.

São alimentos também considerados saudáveis, porém, mais uma vez, cuidado com a quantidade deles nas suas refeições. Coma até cinco ou seis vezes por semana.

★★★★
Quatro estrelas

Estão nesta categoria as carnes em geral, bem como o leite e seus derivados (queijos, iogurtes etc.). São ricos em elementos construtores do corpo, as proteínas, e variam entre alta e média quantidade de gordura, além de serem pobres em vitaminas e minerais. Você pode passar sem eles, tranquilamente, dois ou três dias na semana (coma até quatro ou cinco vezes por semana).

★★★
Três estrelas

Ganham esta cotação os recém-comentados produtos diet e light, além de vários tipos de sopa, de que trataremos nos cardápios. Coma até três ou quatro vezes por semana.

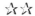
Duas estrelas

Estes devem ser ingeridos em pouca quantidade, pois têm alto valor calórico. São alimentos ricos em gorduras ou em carboidratos, ou em ambos. Pensou em petiscos e doces? Eles se enquadram aqui. Que tal passar um pouco longe deles? Coma, no máximo, duas ou três vezes por semana.

Uma estrela

São pobres em tudo — menos em calorias, é claro! Estão nesta classificação as gorduras trans e saturadas, e o açúcar refinado. Evite-os sempre. Ingeridos uma vez ou outra, eles não matam você. Mas, consumidos diariamente, podem causar doenças graves, como todas aquelas citadas no item Síndrome Metabólica (hipertensão, diabetes etc.). Coma-os apenas eventualmente, quando tiver muita, muita vontade. No máximo uma vez por semana, quando não der mesmo para resistir. E tire qualquer dúvida na tabela a seguir. Afinal, estamos aqui para falar de comida, não é? Pois aqui elas estão listadas, cada qual com suas notas e estrelas correspondentes.

TABELA DAS NOTAS E ESTRELAS

VERDURAS | 0 nota e 6 ⭐

Acelga, agrião, aipo, alcachofra, alface, almeirão, berinjela, brócolis, cebola, cebolinha, chicória, couve, couve-flor, erva-doce, escarola, espinafre, folhas de beterraba, jiló, mostarda, pepino, pimentão, rabanete, repolho, rúcula, salsão e tomate.

PÃES E BOLACHAS | 30 notas

TIPO	Estrelas	Quantidade
Bolacha de água e sal (cream cracker)	3⭐	2 unidades
Bolacha de maisena ou maria	2⭐	2 unidades
Pão árabe	3⭐	1 pequeno
Pão de centeio	4⭐	1 fatia
Pão de forma ou torrada	3⭐	1 fatia
Pão de glúten ou torrada	3⭐	1 fatia
Pão de hambúrguer	3⭐	1/2 unidade
Pão de trigo integral	4⭐	1 fatia
Pão diet	4⭐	1 1/2 fatia
Pão francês	3⭐	1/2 unidade

QUEIJOS 60 notas

TIPO	Estrelas	Quantidade
Cottage	4★	4 colheres de sopa
Polenguinho	3★	2 unidades
Polenguinho light	5★	4 unidades
Queijo camembert	2★	1 fatia média (35g)
Queijo de minas	3★	1 fatia grande (50g)
Queijo gorgonzola	2★	1 fatia média (35g)
Queijo gruyére	2★	1 fatia média (30g)
Queijo mussarela	2★	1 fatia média (30g)
Queijo parmesão	2★	1 fatia média (30g)
Queijo prato	2★	3 fatias finas (30g)
Queijo provolone	2★	1 fatia média (30g)
Requeijão	2★	1 colher de sopa (35g)
Requeijão light	4★	4 colheres de sopa
Ricota	4★	1 fatia grande (70g)

FRUTAS 25 notas

TIPO	Estrelas	Quantidade
Abacate	4★	2 colheres de sopa
Abacaxi	5★	2 fatias médias
Suco de abacaxi	4★	1 copo (200ml)
Água de coco	6★	2 copos (400ml)
Ameixa fresca	4★	2 unidades
Ameixa seca	4★	2 unidades
Amora	4★	1 pires de chá
Banana	5★	1 média
Caju	4★	1 médio
Caqui	4★	1 pequeno

Cereja	4★	4 pequenas
Damasco	4★	1 médio
Figo fresco	4★	1 médio
Fruta-do-conde	4★	1 prato de sobremesa
Goiaba	4★	1 média
Jabuticaba	4★	1 pires de chá
Kiwi	5★	1 grande
Laranja	5★	1 média
Suco de laranja	4★	1 copo pequeno (150ml)
Maçã	5★	1 pequena
Mamão papaia	5★	1/2 ou 1 fatia pequena
Manga	4★	1/2 média
Maracujá	5★	1 médio
Suco de maracujá	4★	1 copo (200ml)
Melancia	4★	1 fatia grande
Melão	4★	1 fatia grande
Morango	4★	1 pires de chá
Passas	4★	1/2 pires de chá
Pera	5★	1 média
Pêssego	4★	1 grande
Tâmara	4★	3 unidades
Tangerina	5★	1 grande
Uva	4★	1 cacho pequeno

TEMPEROS

TIPO	Estrelas	Quantidade
Maionese	1★	1 colher de sopa — 50 notas
Molho à bolonhesa	2★	1 colher de sopa — 25 notas
Molho de gergelim	1★	1 colher de sopa — 60 notas
Molho de soja	3★	1 colher de sopa — 15 notas

GRÃOS E FARINÁCEOS | 35 notas

TIPO	Estrelas	Quantidade
Arroz branco cozido	3★	2 colheres de sopa
Arroz integral cozido	4★	2 colheres de sopa
Aveia	4★	2 colheres de sopa
Batata	4★	1 média
Batata-doce	4★	1 pequena
Cereais / Granola	3★	2 colheres de sopa
Farelo de arroz / Trigo	4★	4 colheres de sopa
Farinhas em geral	3★	2 colheres de sopa
Farofa	2★	1 colher de sopa
Feijão, Ervilha ou Lentilha	5★	2 colheres de sopa
Flocos de arroz / Milho	3★	2 colheres de sopa
Gérmen de trigo	4★	1 1/2 colher de sopa
Grão-de-bico	3★	2 colheres de sopa
Inhame	3★	1 médio
Macarrão cozido	3★	2 colheres de sopa
Maisena	2★	2 colheres de sopa
Mandioca	3★	1 pedaço pequeno
Mandioquinha	3★	1 pequena
Milho-verde	3★	2 colheres de sopa
Nhoque	3★	2 colheres de sopa
Panqueca	2★	1 média
Purê de batata	3★	1 colher de sopa rasa
Quinoa	5★	2 colheres de sopa
Ravióli / Lasanha	3★	1 colher de sopa rasa
Soja	5★	1 bife grande
Trigo integral	4★	2 colheres de sopa
Waffle / Crepe	3★	1 unidade média

SOPAS

TIPO	Estrelas	Quantidade
Aspargos	4★	1 concha – 45 notas
Caldo de carne concentrado	3★	1 prato – 15 notas
Caldo de galinha concentrado	3★	1 prato – 15 notas
Consomê de carne	3★	1 concha – 15 notas
Creme de aspargos	3★	1 concha – 55 notas
Creme de camarão	3★	1 concha – 25 notas
Creme de cebola	3★	1 concha – 30 notas
Creme de cogumelo	3★	1 concha – 25 notas
Creme de ervilha	3★	1 concha – 50 notas
Creme de espinafre	3★	1 concha – 40 notas
Feijão-branco	4★	1 concha – 50 notas
Tomate	4★	1 concha – 25 notas
Vegetais enlatados (legumes)	3★	1 concha – 55 notas
Vegetais frescos	6★	1 prato – 15 notas

GORDURAS 25 notas

TIPO	Estrelas	Quantidade
Bacon	1★	1/2 fatia fina
Creme de leite	1★	1 colher de sopa
Manteiga	2★	1 colher de sopa
Margarina	1★	1 colher de sopa
Óleo ou Azeite (cru)	4★	1 colher de sopa
Óleo ou Azeite (fervido)	2★	1 colher de sopa

BEBIDAS

TIPO	Estrelas	Quantidade
Açaí	4 ☆	1 copo / 200ml — 140 notas
Água de coco	6 ☆	2 copos / 400ml — 25 notas
Batidas	1 ☆	1 copo pequeno / 150ml — 120 notas
Cerveja ou Chope	2 ☆	1 copo / 200ml — 45 notas
Coquetel de frutas	2 ☆	1 copo / 200ml — 80 notas
Gatorade	3 ☆	1 lata — 25 notas
Groselha	2 ☆	1 copo / 200ml — 35 notas
Licor	2 ☆	1 cálice / 100ml — 85 notas
Martíni	1 ☆	1 copo pequeno / 150ml — 70 notas
Refrigerante	1 ☆	1 copo / 200ml — 40 notas
Suco de frutas concentrado	4 ☆	1 copo / 200ml — 25 notas
Suco de laranja	4 ☆	1 copo pequeno / 130ml — 25 notas
Suco de maçã Yakult	4 ☆	1 unidade — 40 notas
Suco de vegetais Yakult	5 ☆	1 unidade — 20 notas
Toddyinho	2 ☆	105 notas
Uísque, Gim ou Vodca	1 ☆	1 dose / 50ml — 60 notas
Vinho ou Champanhe	3 ☆	1 copo / 200ml — 60 notas
Yakult	4 ☆	1 unidade — 25 notas

CARNES 50 notas

TIPO	Estrelas	Quantidade
Atum em água	4 ☆	2 colheres de sopa
Atum em óleo	3 ☆	2 colheres de sopa
Aves em geral (peito)	4 ☆	1 porção
Bacalhau	3 ☆	1 porção pequena

Camarão	3 ⭐	1 pires de chá
Carne de porco	2 ⭐	1 porção pequena
Carne de vaca	3 ⭐	1 porção média
Carpaccio	2 ⭐	1/2 porção
Feijoada	2 ⭐	1/2 concha
Fígado	2 ⭐	1 bife médio
Frios magros	4 ⭐	4 fatias finas
Hambúrguer	2 ⭐	1 pequeno
Kani	3 ⭐	8 unidades
Kone (Temaki) simples	4 ⭐	1 unidade
Lagosta	3 ⭐	1 porção média
Linguiça	2 ⭐	1 pequena
Lula	3 ⭐	1 pires de chá
Ostra, Mexilhão	3 ⭐	5 unidades médias
Ovo	3 ⭐	2 unidades
Peixe em conserva	3 ⭐	1 porção pequena
Peixe fresco	5 ⭐	1 porção grande
Presunto	2 ⭐	3 fatias finas
Rosbife	2 ⭐	3 fatias finas
Salame	2 ⭐	1 porção pequena
Salsicha	2 ⭐	2 médias
Sardinha em conserva	3 ⭐	1 unidade
Siri	3 ⭐	1 prato de sobremesa
Strogonoff	2 ⭐	1 1/2 concha
Sushi / Califórnia	4 ⭐	4 unidades
Sashimi	5 ⭐	10 unidades

PETISCOS

TIPO	Estrelas	Quantidade
Acarajé	2★	1 pequeno – 170 notas
Amêndoa	4★	1 pires de café – 140 notas
Amendoim torrado com sal	2★	1 pires de café – 105 notas
Azeitona preta	3★	1 pires de café – 45 notas
Azeitona verde	3★	1 pires de café – 35 notas
Batata chips (frita)	1★	1 prato de sobremesa – 90 notas
Biscoito de polvilho	2★	5 unidades – 35 notas
Castanha-de-caju	4★	1 pires de chá – 125 notas
Caviar	4★	1 colher de sobremesa – 25 notas
Cebolinha em conserva	2★	1 pires de chá – 15 notas
Coco fresco (carne)	2★	1 pequeno – 150 notas
Croissant recheado	2★	1 médio – 75 notas
Coxinha	2★	1 unidade – 90 notas
Damasco seco	4★	1 porção pequena – 25 notas
Empada	2★	1 unidade – 90 notas
Esfirra	2★	1 unidade – 100 notas
Fondue de queijo	2★	1/2 xícara – 130 notas
Noz	4★	1 pires de café – 150 notas
Pão de queijo	2★	6 a 8 pequenos (100g) – 85 notas
Pastel	1★	1 unidade – 115 notas
Pastel de forno light	4★	1 unidade – 60 notas
Patê de fígado	2★	1 colher de sopa – 35 notas
Picles	3★	1 porção pequena – 15 notas
Pinhão cozido	4★	1 pires de chá – 90 notas
Pipoca	2★	1 saquinho – 90 notas
Pistache	4★	1 pires de café – 140 notas
Pizza	2★	1 pedaço médio – 90 notas
Quibe	2★	1 unidade – 115 notas

Salgadinhos tipo Baconzitos, Cebolitos ou similar	1 ☆	10 unidades — 70 notas
Salmão defumado	3 ☆	1 porção pequena — 90 notas
Semente de abóbora	3 ☆	1 pires de chá — 120 notas
Suflê, Empadão ou Quiche de legumes	3 ☆	1 porção média — 55 notas
Suflê, Empadão ou Quiche de queijo (ou de carne)	2 ☆	1 porção média — 90 notas
Tremoços cozidos	2 ☆	1 pires de chá — 20 notas
Vatapá	2 ☆	1 concha pequena — 100 notas

LEGUMES — 15 notas (4 colheres de sopa) e 6 ☆

Abóbora, abobrinha, alga marinha, aspargos, beterraba, broto de bambu, broto de feijão, cenoura, chuchu, cogumelos, ervilhas, nabo, palmito, quiabo, raiz de bardana, vagem.

À VONTADE — 0 nota

alho 6 ☆
balas e chicletes diet 3 ☆
café 5 ☆
cebola 6 ☆
chá 5 ☆
gelatina diet 3 ☆
ketchup 3 ☆
limão 6 ☆

limonada 5 ☆
mate 5 ☆
molho inglês 3 ☆
mostarda 3 ☆
pimenta 6 ☆
refrigerante diet 3 ☆
verduras 6 ☆
vinagre 6 ☆

DOCES

TIPO	Estrelas	Quantidade
Achocolatados em pó	1★	1 colher de sopa — 35 notas
Açúcar	1★	1 colher de sopa — 40 notas
Bala	1★	1 unidade — 20 notas
Biscoito recheado de chocolate	1★	3 unidades — 100 notas
Bolo de chocolate	1★	1 fatia pequena — 105 notas
Bolo simples	2★	1 fatia média — 140 notas
Bomba de creme	1★	1 unidade — 130 notas
Bombom	2★	1 unidade — 70 notas
Bombom Alpino	2★	1 unidade — 35 notas
Brigadeiro	2★	1 unidade — 50 notas
Chantili	1★	1 colher de sopa — 95 notas
Chiclete	1★	1 unidade — 20 notas
Chocolate em barra	2★	1 unidade de 30g — 100 notas
Cocada	1★	1 média — 125 notas
Doce de leite	1★	1 colher de sopa — 60 notas
Gelatina	3★	1 taça — 40 notas
Geleia de fruta	3★	1 colher de sopa — 40 notas
Marmelada / Goiabada	3★	1 fatia média — 40 notas
Mel	2★	1 colher de sopa — 40 notas
Musse pequena	2★	1 pote — 120 notas
Pamonha	2★	1 porção média — 130 notas
Pé de moleque	1★	1 pequeno — 75 notas
Picolé de fruta	3★	1 unidade — 40 notas
Picolé tipo Chicabon	2★	1 unidade — 50 notas
Pudim de leite	2★	1 fatia média — 115 notas
Quindim	1★	1 unidade — 80 notas
Sonho	1★	1 médio — 225 notas

Sorvete cremoso	2★	1 bola – 85 notas
Suspiro	1★	2 pequenos – 40 notas
Torta de maçã ou chocolate	2★	1 fatia média – 170 notas
Torta de morango	2★	1 fatia média – 110 notas

SANDUÍCHES

TIPO	Estrelas	Quantidade
Americano	2★	1 unidade – 210 notas
Beirute / Big Bob / Big Mac	1★	1 unidade – 280 notas
Cachorro-quente	2★	1 unidade – 85 notas
Cheeseburguer	2★	1 unidade – 170 notas
Hambúrguer – simples	2★	1 unidade – 140 notas
Misto-quente	2★	1 unidade – 120 notas
Natural com maionese light	3★	1 unidade – 120 notas
Natural sem maionese	4★	1 unidade – 90 notas

LEITE E DERIVADOS

TIPO	Estrelas	Quantidade
Iogurte, Coalhada	2★	1 copo / 200ml – 70 notas
Iogurte desnatado	4★	1 copo / 200ml – 35 notas
Leite desnatado	4★	1 xícara – 35 notas
Leite em pó desnatado	4★	2 colheres de sopa – 35 notas
Leite em pó integral	2★	2 colheres de sopa – 70 notas
Leite condensado	1★	2 colheres de sopa – 70 notas
Leite integral	2★	1 xícara / 200ml – 70 notas

DIETÉTICOS

TIPO	Estrelas	Quantidade
Achocolatados em pó	2★	1 colher de sopa – 20 notas
Ades light	5★	1 copo – 15 notas
Barra de cereais (tipo Nutry)	5★	1 unidade – 45 notas
Chocolate	3★	1 unidade de 30g – 70 notas
Flan / Pudim	2★	1 taça – 60 notas
Gelatina	4★	à vontade – 0 nota
Geleia de mocotó	4★	1 taça – 45 notas
Geleia de morango	4★	2 colheres de sopa – 25 notas
Iogurte de frutas	5★	1 unidade – 30 notas
Maionese	2★	1 colher de sopa – 25 notas
Pipoca	2★	1 saquinho – 45 notas
Polenguinho light	5★	1 unidade – 15 notas
Refresco / Guaraná natural	3★	à vontade – 0 nota
Refrigerante	3★	à vontade – 0 nota
Sorvete	2★	1 taça – 40 notas

DIVERSOS

NOTAS = $\dfrac{\text{CALORIAS}}{2}$

MOLHOS = CONTA 1 PORÇÃO DO
INGREDIENTE PRINCIPAL

FRITURAS OU À MILANESA = X 2

NÃO CUSTA LEMBRAR AOS CRÍTICOS DE PLANTÃO:
ESSES VALORES SÃO APROXIMADOS.

CALENDÁRIO DE CONTROLE

Para controlar o andamento da sua dieta, elaboramos um calendário onde você anota tudo o que come no seu dia a dia — incluindo, ao final de cada dia, o total de notas que ingeriu. Este é o modelo:

DIA	CAFÉ	ALMOÇO	LANCHE	JANTAR	OUTROS	TOTAL

DIA	CAFÉ	ALMOÇO	LANCHE	JANTAR	OUTROS	TOTAL

DIA	CAFÉ	ALMOÇO	LANCHE	JANTAR	OUTROS	TOTAL

FINALMENTE, OS CARDÁPIOS

Bem, agora que você já sabe tudo sobre a Dieta Nota 10, resolvi criar uma série de sugestões e cardápios para o seu dia a dia. Não sabe o que vai comer hoje? Consulte a lista dos cardápios, escolha uma sugestão e anote num caderno quantas notas gastou — ou utilize a Agenda das Notas do meu livro *Dieta Nota 10*. É só comer e marcar o total do dia. Ou, se quiser passar TRÊS DIAS SEM PENSAR no que vai comer, use as sugestões de "três dias sem pensar" e vá em frente. Lembre-se de que você tem liberdade de montar as suas próprias sugestões de acordo com as suas preferências. Use a imaginação e boa sorte!

CARDÁPIOS

CAFÉ DA MANHÃ — 80 notas (aproximadamente)

1. 1 yakult (25) + 1 banana média (25) + 1 torrada (30)
2. 2 copos de água de coco (25) + 2 fatias médias de abacaxi (25) + 2 bolachas água e sal (30)
3. 1/2 xícara de leite desnatado (20) + 2 bolachas de maisena (30) + 1 goiaba média (25)
4. 1 tangerina grande (25) + 1 Ades light (15) + 3 unidades de amêndoa (10) + 1 torrada (30)
5. 1 fatia pequena de tofu (40) + 3 unidades de avelã (10) + 1/2 pão francês (30) + 1 copo de mate diet
6. 1 fatia de pão de trigo integral (30) + 2 colheres de sopa de queijo cottage (30) + suco de frutas concentrado (25)
7. 1 fatia grande de melancia (25) + 1 pão árabe pequeno (30) + 1 colher de chá cheia de patê (15) + 1 xícara de chá de hortelã
8. 1 goiaba média (25) + 1 1/2 pão diet (30) + 1 colher de sopa de manteiga (25) + 1 copo de limonada

9. 1 fatia de pão de centeio (30) + 1 colher de sopa cheia de requeijão (15) + 1 xícara de chá de erva-cidreira + 1 xícara de leite desnatado com café
10. 2 colheres de sopa cheias de ovos mexidos (30) + 1 fatia de bacon picada (50) + 1 xícara de café
11. 3 pães de queijo pequenos (50) + 1 copo de suco de laranja pequeno (25)
12. achocolatado diet com leite desnatado (55) + 1 fatia de pão de centeio (30)
13. 1 iogurte diet de fruta (30) + 4 fatias de frios magros (50)
14. 1 fatia de pão de forma (30) + 1 colher de sopa de geleia de fruta (40) + 3 unidades de avelã (10) + 1 xícara de café
15. 1 copo grande de salada de fruta feita com 3 porções de frutas (75)

CAFÉ DA MANHÃ — 120 notas (aproximadamente)

1. 1 copo de iogurte (70) + 2 colheres de sopa de granola (35) + 1/2 maçã pequena (15) + 1 xícara de chá de capim-limão
2. 2 copos de água de coco (25) + 2 fatias de pão de forma (60) + 2 colheres de chá de geleia (25)
3. omelete com 1 ovo (55), com 4 fatias de frios magros (50) + 1 unidade de Ades light (15)
4. 1 xícara de leite desnatado (35) + 2 colheres de sopa de cereais (35) + 2 unidades de ameixa seca (25) + 1 colher de sopa cheia de uvas-passas (25)
5. vitamina com 1 copo de leite integral (70) + 2 colheres de sopa de abacate (25) + 2 colheres de sopa de aveia (35)
6. 1 copo de suco de laranja com acerola (50) + 1 fatia grande de ricota (60) + 1 noz (15)

7. 1 figo fresco médio (25) + 2 colheres de sopa de queijo Philadelphia light (60) + 1 colher de sopa de patê de fígado (35) + 1 xícara de chá-verde
8. 1 waffle médio (35) + 1 colher de sopa de manteiga (25) + 1 fatia grande de queijo de minas (60) + 1 copo de limonada
9. 1 panqueca média (35) + 1 colher de sopa de mel de abelha (25) + 1 fatia média de mussarela (60) + 1 xícara de café
10. capuccino (90) + 1 pão árabe pequeno (30)
11. 1 copo de suco de maracujá (25) + 1/2 pão francês (30) + 3 fatias finas de presunto (50) + 1 polenguinho light (15)
12. 1 fatia pequena de bolo simples (65) + 1 copo de suco de mamão com laranja (50)
13. 1 copo de suco de cenoura com laranja (40) + 1 torrada (30) + 3 colheres de sopa de requeijão light (50)
14. 1 tigela de mingau de aveia (100) + 1 banana-prata em rodelas (25)
15. 1 waffle médio (35) + 1 colher de sopa de geleia (40) + 1 xícara de café com leite desnatado (35)

ALMOÇO — 120 notas (aproximadamente)

1. 4 colheres de sopa de beterraba (15) + 4 colheres de sopa de broto de feijão (15) + salada de alface e agrião + 2 colheres de sopa de arroz (35) + 1 porção média de peixe (50)
2. 4 colheres de sopa de abóbora (15) + salada de rúcula com tomate seco + 2 fatias finas de rosbife (35) + 2 colheres de sopa cheias de nhoque (70)
3. 1 concha de sopa de tomate (25) + 2 almôndegas pequenas (60) + 1 colher de sopa de purê de batata (35)
4. salada de agrião, alface e couve-flor + 4 colheres de sopa de palmito (15) + 3 colheres de sopa cheias de lasanha à bolonhesa (105)

5. 2 colheres de sopa de arroz (35) + 2 colheres de sopa de feijão (35) + 1 bife médio (50) + salada de cebola e tomate
6. 1 1/2 concha de strogonoff (50) + 2 colheres de sopa de arroz (35) + 1 xícara pequena de batata palha (35)
7. 1 porção média de peixe fresco (50) + couve-flor e brócolis cozidos no vapor + 1 batata média (35) + 4 colheres de sopa de aspargos (15) + 4 colheres de sopa de cenoura (15)
8. 1 colher de sopa cheia de bobó de camarão (90) + 2 colheres de sopa de arroz (35) + salada de alface e chicória
9. 1 porção pequena de carne de porco (50) + 4 colheres de sopa de couve refogada (25) + 2 colheres de sopa cheias de tutu (40)
10. 1 porção de peito de frango (50) + 2 colheres de sopa de arroz integral (35) + 8 colheres de sopa de cenoura e beterraba raladas (30) + tomate em rodelas

JANTAR — 120 notas (aproximadamente)

1. 1 porção de peito de frango grelhado (50) + 4 colheres de sopa de cenoura, vagem e chuchu sauté (70)
2. 1 unidade de bife rolê de frango com ameixa (90) + 1 colher de sopa de creme de milho (35) + salada de rúcula, alface e pepino
3. 2 salsichas médias (50) + 4 colheres de sopa de vagem, chuchu, cenoura e beterraba cozidos no vapor (70)
4. 1 peito de frango (50) + 1 concha de creme de espinafre (40) + tomate em rodelas + 4 colheres de sopa de abóbora cozida (15) + 4 colheres de sopa de beterraba ralada (15)
5. salada com 4 fatias de frios magros picadas (50) + 1/2 unidade de manga (25) + 1 fatia grande de melão picada (25) + 1 fatia de mamão picada (25)

6. 1 quiche média de queijo (90) + 4 colheres de sopa de beterraba ralada (15) + 4 colheres de sopa de cenoura ralada (15) + salada de couve-flor com rúcula
7. 1 porção média de suflê de legumes (55) + 2 colheres de sopa de arroz (35) + 2 colheres de sopa de lentilha (35) + salada de tomate com cebola
8. 1 porção média de peixe grelhado (50) + 2 colheres de sopa de purê de batata (70) + salada de alface, tomate e agrião
9. Filé de frango à cubana — feito com 2 bananas (120) — + salada de rúcula com aipo, agrião e alface
10. iscas de fígado à lisboeta — feita com 1 porção média de fígado (50) —, cebola à vontade e 1 tomate + 2 colheres de sopa de purê de batata (70) + salada de rúcula, alface e espinafre

ALMOÇO — 150 notas (aproximadamente)

1. 1 bife grande de soja (35) + 2 colheres de sopa de arroz (35) + 1 concha de feijão-branco (50) + couve refogada no óleo (25)
2. 4 colheres de sopa cheias de aipim cozido (70) + 2 colheres de sopa de carne-seca (75)
3. 1 colher de sopa cheia de purê de inhame (40) + 1 bife médio de fígado frito (100) + 1 unidade média de palmito (15)
4. 1 bife à milanesa (100) + 2 colheres de sopa cheias de macarrão (50) + aipo e acelga cozidos no vapor
5. 1 porção pequena de bacalhau (50) + 1 batata média em rodelas (35) + 1 prato de vegetais frescos (15) + 1 taça de gelatina (40)
6. 1 porção média de suflê de legumes (35) + 1/2 porção de carpaccio (50) + 1 concha de creme de cebola (30) + 2 colheres de sopa de grão-de-bico (35)

7. 2 colheres de atum em água (50) + salada de tomate seco com uma fatia grande de queijo de minas (60) + 1 pires de café de azeitonas verdes (35)
8. 2 conchas de creme de ervilha (100) com 1 linguiça pequena em rodelas (50)
9. 2 colheres de sopa de carne-seca (75) + 1 escumadeira média de abóbora cozida (15) + 3 colheres de sopa de arroz (50) + salada de rúcula, alface e agrião
10. 2 unidades de sardinha (100) + 1 colher de sopa de salada de batata com maionese light (50) + salada de alface e pimentão

JANTAR — 150 notas (aproximadamente)

1. omelete de siri feita com 2 ovos e 1 prato de sobremesa de siri (125) + salada de rúcula com rabanete + 4 colheres de sopa de cogumelos (15)
2. 1 porção pequena de salmão defumado (90) + 1 batata média gratinada com queijo de minas (65) + salada de agrião com alface e folhas de beterraba
3. 1 porção média de peixe grelhado (50) + 2 colheres de sopa de purê de batata (70) + salada de tomate + 4 colheres de sopa de ervilha (15) + 4 colheres de sopa de vagens picadas (15)
4. 1 peito de frango à milanesa (100) + 2 colheres de sopa de arroz (35) + 4 colheres de sopa de beterraba (15) + salada de agrião com espinafre
5. 1 porção média de salmão grelhado (90) + 1 porção média de quiche de legumes (55) + salada de agrião, alface e cebola
6. 3 almôndegas pequenas (90) + 1 concha pequena de creme de milho (60) + salada de alface e rúcula

7. 1 bife médio grelhado (50) + 1 colher de sopa de farofa (35) + 4 colheres de sopa de abobrinha (15) + 4 colheres de sopa de beterraba ralada (15) + 1 batata média cozida (35)
8. 1 porção pequena de lombinho (50) + purê de damasco feito com 4 damascos (100) + salada de agrião com alface e cebola picada
9. 1 porção média de suflê de legumes (55) + 1/2 carpaccio (50) + 1 concha de creme de cebola (30) + 1 colher de sopa de grão de bico (15)
10. 1 filé de linguado grelhado (50) + 2 colheres de sopa de purê de batata (70) + salada de rúcula, alface e espinafre + 4 colheres de sopa de beterraba ralada (15) + 4 colheres de sopa de cenoura ralada (15)

ALMOÇO — 200 notas (aproximadamente)

1. 1/2 concha de feijoada (100) + couve refogada (25) + 2 colheres de sopa de arroz (35) + 1 colher de sopa de farofa (35)
2. 2 unidades de sardinha (100) + salada de batata (35) com 1 pires de azeitonas pretas (45) e tomate + 1 colher de sopa de azeite (25)
3. 3 fatias médias de carne-assada (130) + 2 colheres de sopa de ravióli (70) + salada de repolho com folhas de beterraba e berinjela
4. 1 unidade grande de bife rolê (130) + 4 colheres de sopa de talharim (70) + salada de agrião, repolho, alface e tomate
5. 1 porção de peito de frango grelhado (50) + 4 colheres de sopa de cenoura, vagem e chuchu sauté (70) + 2 colheres de sopa de arroz (35) + 2 colheres de sopa de feijão (35)
6. 3 conchas médias de strogonoff de camarão (120) + 2 colheres de sopa de arroz (35) + 2 colheres de sopa de batata-inglesa sauté (35)

7. 2 hambúrgueres pequenos (100) + 3 colheres de sopa de purê de batata (100) + salada de aipo, acelga e beterraba
8. 2 almôndegas (60) + 2 ovos cozidos cortados em rodelas (50) + 4 colheres de sopa de ervilhas (15) + 4 colheres de sopa de talharim (70)
9. 2 porções de frango (100) + 8 colheres de sopa de quiabo (30) + 4 colheres de sopa de arroz integral (70)
10. 2 colheres de atum em óleo (100) + 2 batatas médias cozidas (70) + salada de agrião, tomate e cebola + 4 colheres de sopa de palmito (15) + 4 colheres de sopa de vagem (15)

JANTAR — 200 notas (aproximadamente)

1. salada com 1 porção pequena de bacalhau (50), 2 colheres de sopa de feijão-fradinho (35), tomate e pimentão, 2 colheres de sopa de milho (35), 1 pires de café de azeitonas verdes (35) + 2 colheres de sopa de arroz (35)
2. 1 unidade de quibe (115) + 1 porção média de suflê de legumes (55) com azeitonas verdes (35) + salada de rúcula, tomate e cebola
3. 3 fatias médias de carne-assada (130) + 1 concha de creme de ervilha (50) + 4 colheres de sopa de abóbora picada (15)
4. peixe à oriental (50) feito com 1 banana (25) e 1 fatia grande de queijo (60) + 2 colheres de sopa de purê de batata (70) + brócolis cozido no vapor
5. espetinho de brochete de frango com cebola e pimentão (85) + arroz à grega — feito com 2 colheres de sopa de arroz (35) + 4 colheres de sopa de cenoura (15), ervilha (15), milho (35) e 1 ovo mexido (25)
6. 1 filé de peixe com molho de alcaparras (100) + 4 colheres de sopa de arroz de brócolis (70) + 4 colheres de sopa de cenoura sauté (40) + salada de alface e agrião

7. 2 porções pequenas de lombinho (100) + purê de maçã (100) feito com 4 maçãs pequenas + salada de alface e rúcula
8. 1 peito médio de frango grelhado (50) + salada feita com 5 colheres de sopa de macarrão (85), tomate + 1 fatia grande de queijo de minas em cubinhos (60) e orégano
9. salpicão de frango feito com 1 peito de frango desfiado (50) + 1 colher de sopa rasa de maionese (50), 2 xícaras pequenas de batata palha (70), cebola à vontade, 4 colheres de sopa de cenoura ralada (15), 1 colher de sopa de uvas-passas (25) + salada de alface, rúcula e agrião
10. 2 colheres de atum em óleo (100) + 2 batatas médias cozidas (70) + salada de agrião, tomate e cebola + 4 colheres de sopa de palmito (15) + 4 colheres de sopa de vagem (15)

LANCHE — 25 notas (aproximadamente):

1. 1 maçã pequena
2. 1 fatia grande de melão
3. 1 pera média
4. 1 prato de sobremesa de fruta-do-conde
5 1 fatia pequena de mamão
6. 1 banana média
7. 1 yakult
8. 1 lata de Gatorade
9. 2 fatias médias de abacaxi
10. 2 copos de água de coco

LANCHE — 35 notas (aproximadamente):

1. 1 pires de café de azeitonas verdes
2. 1 copo de groselha
3. 2 fatias de frios magros (25) + 3 unidades de amêndoa (10)
4. 1 colher de sopa de amendoins torrados com sal
5. 2 damascos secos (10) + 1 fatia média de queijo provolone (25)
6. 3 unidades pequenas de bolinho de bacalhau
7. 1 unidade de bombom Alpino
8. 1 taça de gelatina
9. 1 pote de iogurte desnatado
10. 1/2 taça de flan

LANCHE — 50 notas (aproximadamente):

1. 1 barra de cereal
2. 1 taça de sorvete diet (40) + 3 unidades de amêndoa (10)
3. 1 saquinho de pipoca diet
4. 2 colheres de sopa de castanha-de-caju
5. 1 copo de suco de mamão com acerola
6. 1 porção de quiche de legumes
7. 1 pires de chá de tremoços cozidos (20) + 1 copo de suco de frutas (25)
8. 1 torrada com cream cheese
9. 1 yakult (25) + 1 banana média (25)
10. 1 tangerina grande (25) + 1 Ades light (15)

Ok, você está com preguiça de escolher os cardápios? Então aqui vai, "mastigado" para você, cardápios para três dias em que você não vai precisar se preocupar em pensar — apenas em comer.

MULHERES — TRÊS DIAS SEM PENSAR — 500 NOTAS

DIA 1:

café da manhã 80 + lanche 50 + lanche 50 + almoço 120 + lanche 50 + jantar 120 + lanche 35

CAFÉ DA MANHÃ: 1 yakult + 1 banana média + 1 torrada
LANCHE: 1 tangerina grande + 1 Ades light
LANCHE: 1 barra de cereal
ALMOÇO: 4 colheres de sopa de beterraba + 4 colheres de sopa de brotos de feijão + salada de alface e agrião + 2 colheres de sopa de arroz + 1 porção média de peixe
LANCHE: quiche de legumes
JANTAR: 2 colheres de atum em água + 2 batatas médias cozidas + salada de agrião, tomate e cebola + 4 colheres de sopa de palmito + 4 colheres de sopa de vagem
LANCHE: 1 pote de iogurte desnatado

DIA 2:

café da manhã 80 + almoço 200 + lanche 25 + jantar 200

CAFÉ DA MANHÃ: 1 xícara de leite desnatado + 2 bolachas de maisena + 1 goiaba média
ALMOÇO: 1 fatia média de carne-assada + 2 colheres de sopa de ravióli + salada de repolho com folhas de beterraba e berinjela

LANCHE: 1 pera média
JANTAR: salada com 1 porção pequena de bacalhau + 2 colheres de sopa de feijão-fradinho + tomate e pimentão + 2 colheres de sopa de milho + 1 pires de café de azeitonas verdes + 2 colheres de sopa de arroz

DIA 3:
café da manhã 120 + lanche 25 + almoço 150 + lanche 25 + jantar 150 + lanche 35

CAFÉ DA MANHÃ: 1 figo fresco médio + 2 colheres de sopa de cream cheese + 1 colher de sopa de patê de fígado + 1 xícara de chá-verde
LANCHE: 1 fatia grande de melão
ALMOÇO: 1 porção média de suflê de legumes + 1/2 porção de carpaccio + 1 concha de creme de cebola + 2 colheres de sopa de grão-de-bico
LANCHE: 1 fatia pequena de mamão
JANTAR: 3 almôndegas pequenas + 1 concha pequena de creme de milho + salada de alface e rúcula
LANCHE: 1 pote de iogurte desnatado

HOMENS — TRÊS DIAS SEM PENSAR — 700 NOTAS

DIA 1:
café da manhã 120 + lanche 50 + almoço 200 + lanche 50 + jantar 200 + lanche 50

CAFÉ DA MANHÃ: vitamina com 1 copo de leite integral + 2 colheres de sopa de abacate + 2 colheres de sopa de aveia
LANCHE: 1 copo de suco de morango com cupuaçu
ALMOÇO: 1/2 concha de feijoada + couve refogada + 2 colheres de sopa de arroz + 1 colher de sopa de farofa

LANCHE: 1 torrada com cream cheese
JANTAR: espetinho de brochete de frango com cebola e pimentão + 2 colheres de sopa de arroz à grega – feito com 4 colheres de sopa de cenoura, ervilha, milho e 1 ovo mexido
LANCHE: 1 taça de sorvete diet + 3 unidades de amêndoa

DIA 2:

café da manhã 120 + lanche 50 + lanche 50 + almoço 150 + lanche 50 + lanche 50 + jantar 200 + lanche 35

CAFÉ DA MANHÃ: 1 panqueca média + 1 colher de sopa de mel + 1 fatia média de mussarela + 1 xícara de café
LANCHE: 1 tangerina grande + 1 Ades light
LANCHE: 1 barra de cereal
ALMOÇO: 1 bife à milanesa + 2 colheres de sopa cheias de macarrão + aipo e acelga cozidos no vapor
LANCHE: 1 copo de suco de laranja com cenoura e beterraba
LANCHE: 1 yakult + 1 banana média
JANTAR: 1 filé de peixe com molho de alcaparras + 4 colheres de sopa de arroz de brócolis + 4 colheres de sopa de cenoura sauté + salada de alface e agrião
LANCHE: 1 pires de café de azeitonas verdes

DIA 3:

café da manhã 80 + lanche 50 + lanche 50 + almoço 200 + lanche 50 + lanche 35 + jantar 200 + lanche 35

CAFÉ DA MANHÃ: 2 colheres de sopa cheias de ovos mexidos + 1 fatia de bacon picada + 1 xícara de café

LANCHE: 1 copo de suco de mamão com acerola

LANCHE: 1 fatia de quiche de legumes

ALMOÇO: 1 concha média de strogonoff de camarão + 2 colheres de sopa de arroz + 2 colheres de sopa de batata-inglesa sauté

LANCHE: 1 copo de suco de melancia com limão

LANCHE: 3 unidades pequenas de bolinho de bacalhau

JANTAR: 2 porções pequenas de lombinho + purê de maçã — feito com 4 maçãs pequenas — + salada de alface e rúcula

LANCHE: 1/2 taça de gelatina

PARA RELEMBRAR

Aí vão as regras de ouro da DIETA NOTA 10 que fazem tudo dar certo·

1) Procure um médico de sua confiança com o intuito de verificar se você e portador de doenças que exijam uma dieta específica como diabetes, aumento de gordura no sangue (colesterol ou triglicerídeos), hipertensão arterial, anemia, doenças renais e do fígado etc. Obedeça ao médico se ele encaminhar você a um nutricionista.

2) Nunca tome nenhum remédio sem consultar um médico, automedicação mata.

3) Para emagrecer:
Mulheres até 1,60m = 450 notas/dia
Mulheres entre 1,60m e 1,70m = 500 notas/dia
Mulheres acima de 1,70m = 550 notas/dia
Homens até 1,65m = 600 notas/dia
Homens entre 1,65m e 1,75m = 650 notas/dia
Homens acima de 1,75m = 700 notas/dia

Acrescente 50 notas/dia se você pratica exercícios físicos pelo menos 3 vezes por semana. Se não pratica, comece a se exercitar imediatamente, além de melhorar a saúde, você poderá comer mais e emagrecerá mais rápido.

4) Só se pese uma vez por semana e sempre na mesma balança e no mesmo horário. Na DIETA NOTA 10 a média de perda de peso é de 1 quilo por semana no primeiro mês e um pouco menos nos seguintes.

5) Anote sempre o cálculo diário das notas. Quem anota emagrece.

6) Emagreceu? Que ótimo, então vamos agora aprender a MANTER o peso. Para isso, você pode acrescentar 40% de notas à cota do emagrecimento. Exemplo: quem emagreceu gastando 500 notas/dia passa a ter direito a 700 mais as 50 notas de bônus relativas aos exercícios físicos.

7) Para saber se você está acima do peso:
Divida o seu peso atual pelo quadrado da sua altura. Exemplo:
Peso atual = 72kg; Altura = 1,65m
1,65 x 1,65 = 2,722; dividindo 72 por 2,722 = 26,45

Agora consulte a tabela:
Até 25 = normal; de 25 a 30 = sobrepeso; de 30 a 35 = obesidade; mais de 35 = obesidade mórbida.

8) Para calcular seu peso ideal:
Diminua 100 centímetros da sua altura. Exemplo:
1,65m – 100cm = 65; desse resultado
diminua 5% se você é homem e 10% se você é mulher
Homem 65 – 3,3 = 61,7kg e mulher 65 – 6,5 = 58,5kg

Esta não é uma norma rígida, por isso é aceitável uma variação de até 5kg para mais ou para menos.
Agora, para comemorar a DIETA NOTA 10 chame os amigos e faça um brinde à vida, afinal:

1 taça de champanhe custa apenas 60 notas.

Saúde! Para Sempre!

CONCLUSÃO

Com a Dieta Nota 10 você emagrece, come de tudo, aprende a comer a quantidade certa e não volta a engordar nunca mais.

Então, o que você está esperando?

Vamos começar já!

Um grande abraço e não se esqueça: você é o quanto você come.

Qualquer dúvida acesse o site:

www.dietanota10.com.br

Impresso no Brasil pelo
Sistema Cameron da Divisão Gráfica da
DISTRIBUIDORA RECORD DE SERVIÇOS DE IMPRENSA S.A.
Rua Argentina 171 – Rio de Janeiro, RJ – 20921-380 – Tel.: 2585-2000